Dr ROBIN

Ancien élève du Dr Calot, de Berck

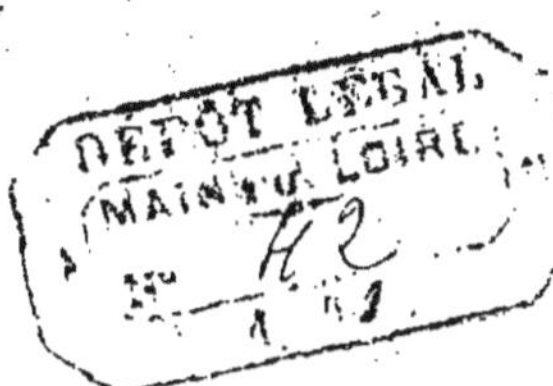

Clinique d'Orthopédie
et de Mécanothérapie

Dr ROBIN

Ancien élève du Dr Calot, de Berck

Clinique d'Orthopédie
et de Mécanothérapie

La clinique que j'ai installée à Angers, rue Delaâge, nos 51 et 53 (près la gare Saint-Laud) est spécialement et uniquement aménagée pour soigner les tuberculoses externes et les affections congénitales ou acquises relevant d'un traitement orthopédique et de mécanothérapie.

Ma clinique comprend un rez-de-chaussée et un étage :

Le rez-de-chaussée se divise en trois salles :

1o Une salle d'attente pour les malades en traitement ;

2o Une salle de massage manuel et vibratoire et de thermothérapie (douche et bain) (figure page 7);

3o Une salle de mécanothérapie (figure page 9).

L'étage comprend six salles :

1o Un salon d'attente pour consultations ;

2o Un cabinet de consultations ;

3o Une salle d'examens ;

4o Une salle pour la confection des appareils plâtrés (figure page 6) ;

5o Une chambre de malades (1) ;

6o Une salle de gymnastique suédoise (figure page 8).

Toutes ces salles sont éclairées à l'électricité et chauffées.

---

(1). Cette chambre est destinée à garder le malade en observation pendant les deux on trois jours qui suivent l'application de l'appareil plâtré ; ce temps est nécessaire pour garantir la dessiccation complète du plâtre, pratiquer l'émondage et le polissage, faire des ouvertures, en cas de besoin, et s'assurer que l'appareil ne blesse pas et est bien toléré.

En outre, je me suis assuré d'un certain nombre de lits dans une maison de santé d'Angers pour les malades dont le traitement ne peut être suivi à domicile et nécessite une hospitalisation prolongée.

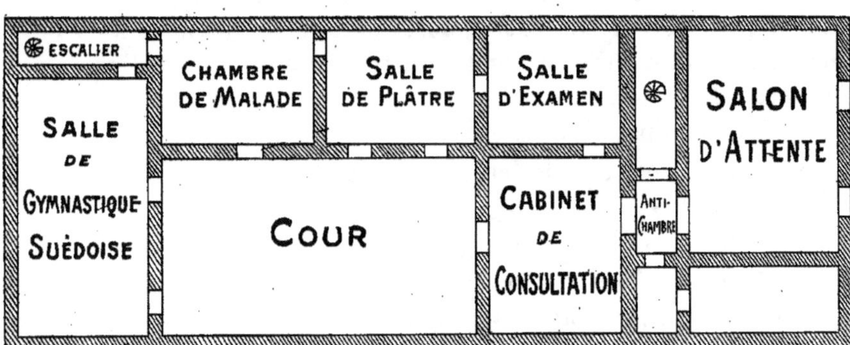

Plan de l'étage

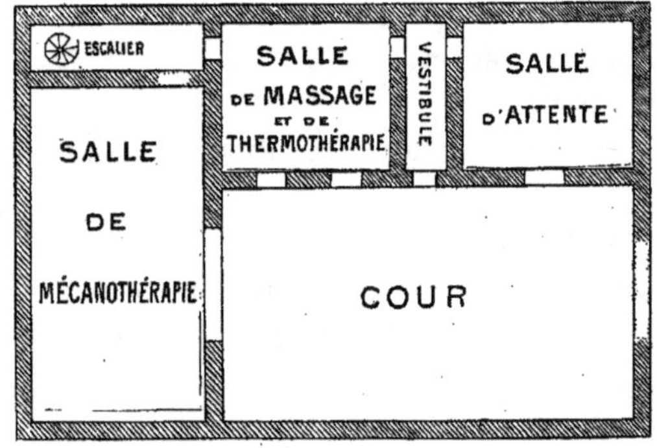

Plan du rez-de-chaussee

J'applique la méthode de mon maître le Dr Calot.

Je traite les tuberculoses ganglionnaires, articulaires et osseuses (adénites, tumeurs blanches, *coxalgie*, abcès froids) par les ponctions et les *injections modificatrices*, convaincu par les nombreux cas observés à Berck que grâce à elles la guérison est plus rapide et les résultats fonctionnels meilleurs.

Pour le *mal de Pott*, sans gibbosité apparente, je prescris le corset plâtré, en plus de l'immobilisation dans le décubitus dorsal, car j'ai pu constater chez bon nombre de malades que l'immobilisation seule sur un plan dur, ou même dans une gouttière de Bonnet, est insuffisante pour empêcher la gibbosité de se produire. Si la *gibbosité* existe avant le début du traitement, cas de beaucoup le plus fréquent, le corset plâtré n'est plus suffisant ; on doit lui associer la *compression ouatée* qui seule peut réduire la gibbosité progressivement, sans douleur et sans danger.

De plus, la compression est le plus sûr moyen de faire disparaître les *phénomènes douloureux* ou *paralytiques* qui accompagnent fréquemment le mal de Pott.

Dans la plupart des affections orthopédiques : genu valgum et varum, pied bot, pied plat, etc., je suis partisan de la correction lente par manœuvres externes et appareils plâtrés successifs.

Les malformations qu'on rencontre le plus souvent sont dues à des altérations de développement du tissu osseux provenant des pressions anormales, au niveau des surfaces articulaires, produites par un relâchement de certains groupes musculaires et ligamenteux et une contraction exagérée des groupes antagonistes, altérations consécutives elles-mêmes ordinairement à une mauvaise attitude pendant la vie fœtale ou après la naissance.

On observe une atrophie osseuse correspondant aux points où la pression supportée est exagérée. Si cette pression vient à cesser, le développement osseux reprend son cours normal.

Ainsi s'explique comment les Chinois, en comprimant les pieds de leurs enfants, parviennent à leur faire des pieds bots et comment, d'après la même méthode employée à rebours, on arrive à corriger une malformation.

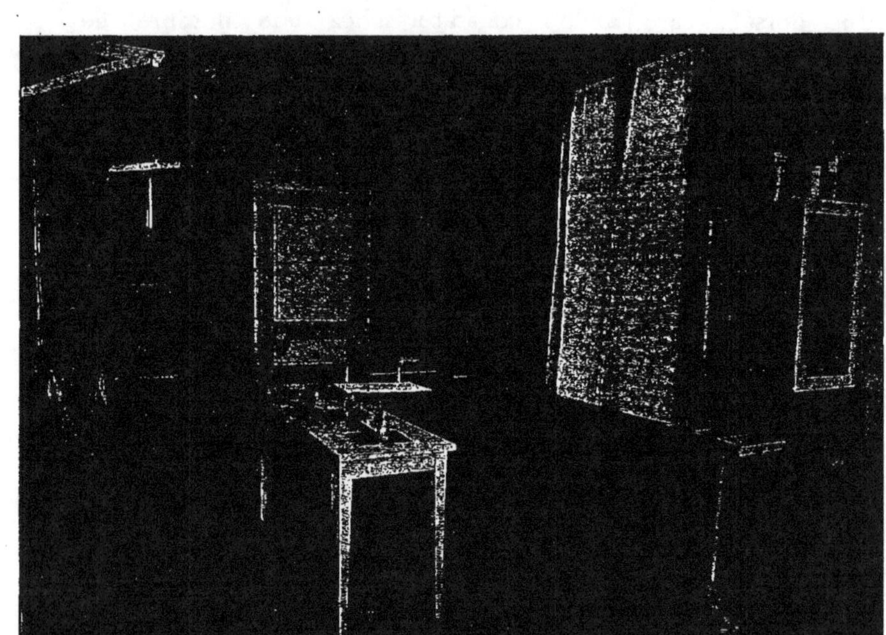

Salle pour la confection des appareils plâtrés

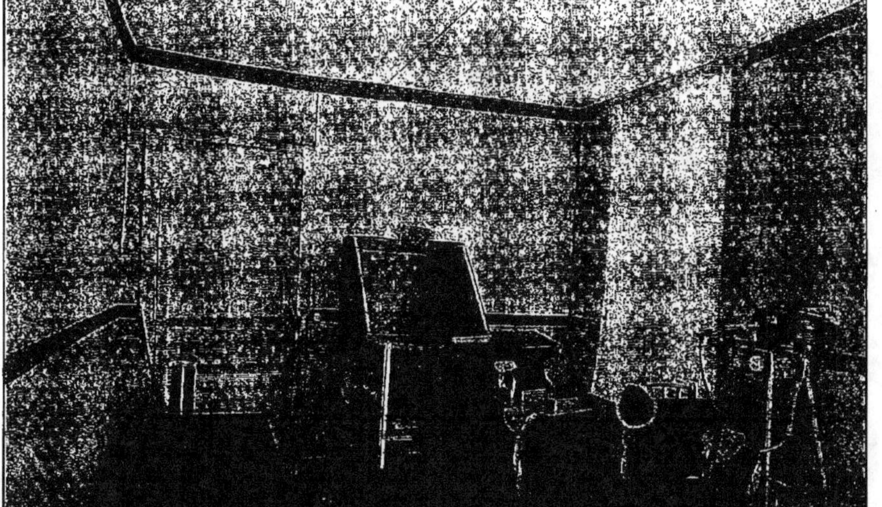

Salle de massage manuel et vibratoire et de thermothérapie (douche et bain)

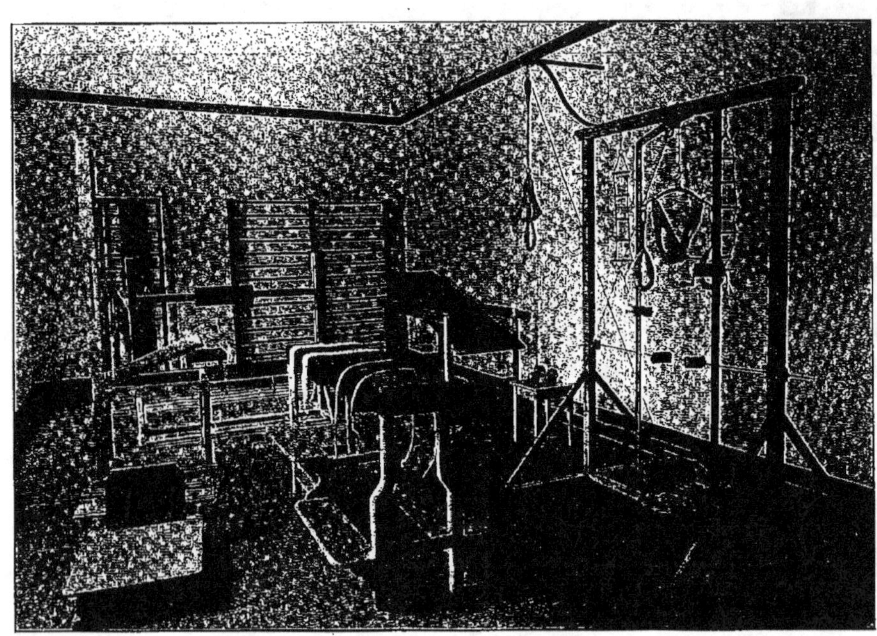

Salle de gymnastique suédoise

(Cette salle est spécialement aménagée pour le traitement des déviations de la colonne vertébrale et en particulier de la scoliose)

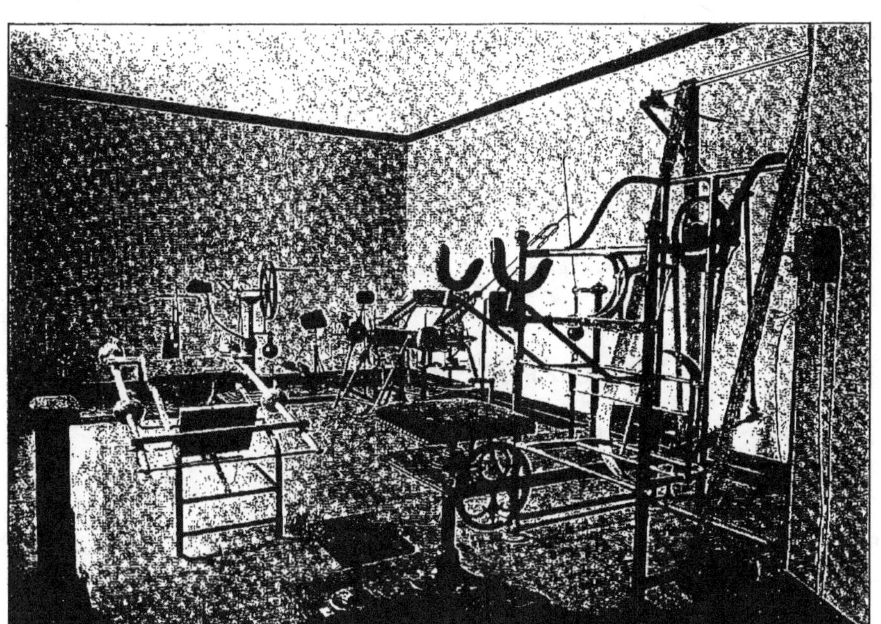

Salle de mécanothérapie

Je n'ai pas eu la prétention de faire une installation de mécano-thérapie complète ; je me suis attaché simplement à grouper un ensemble d'appareils suffisant pour produire tous les mouvements séparés ou associés des articulations des membres supérieurs et des membres inférieurs, me permettant ainsi de traiter toutes les raideurs articulaires et les ankyloses des membres et fortifier les différents groupes musculaires.

Je donne ci-après l'énumération de mes appareils avec leurs effets (1) et les photographies de quelques-uns d'entre eux.

APPAREIL COMBINÉ POUR LES MEMBRES SUPÉRIEURS

(figure page 12)

Effets : *Flexion et extension des mains.*
Flexion et extension des avant-bras.
Elévation et abaissement des bras latéralement.
Rotation des bras et des avant-bras.

APPAREIL POUR LA MAIN

Effets : *Adduction et abduction du poignet.*
Flexion et extension des doigts.

APPAREIL POUR L'ÉPAULE

Effets : *Mouvements de circumduction de l'épaule.*

APPAREIL COMBINÉ POUR LES MEMBRES INFÉRIEURS

(figure page 13)

Effets : *Flexion et extension des genoux.*
Flexion et extension des pieds.
Rotation des membres dans l'articulation de la hanche.

---

(1) Tous les mouvements provoqués par les appareils sont à volonté actifs ou passifs.

APPAREIL COMBINÉ POUR LA CHEVILLE ET LE POIGNET

Effets : *Mouvements de circumduction du poignet et de la cheville.*

APPAREIL POUR LE TRAITEMENT DES PIEDS BOTS ET DES PIEDS PLATS

Effets : *Mouvement d'adduction ou d'abduction forcée, combiné avec ceux de flexion ou d'extension forcée.*

APPAREIL DE CYCLISME AVEC FREIN
(figure page 14)

Effets : *Mouvements d'ensemble des membres inférieurs.*
A l'aide d'un mécanisme spécial, le siège peut être animé de trépidations d'amplitudes variables.

APPAREIL A RAMER A BOULES
(figure page 15)

Effets : *Fortifier tous les muscles des membres et du tronc.*
Traiter les déviations du rachis.

APPAREIL DE RESPIRATION
(figure page 16)

Effets : *Il est actionné par un moteur électrique et provoque 6 inspirations forcées passives à la minute.*

(L'appareil étant muni d'une pelotte qui agit sur le dos du patient pendant que les épaules se soulèvent est indiqué dans le traitement de la cyphose et de la scoliose).

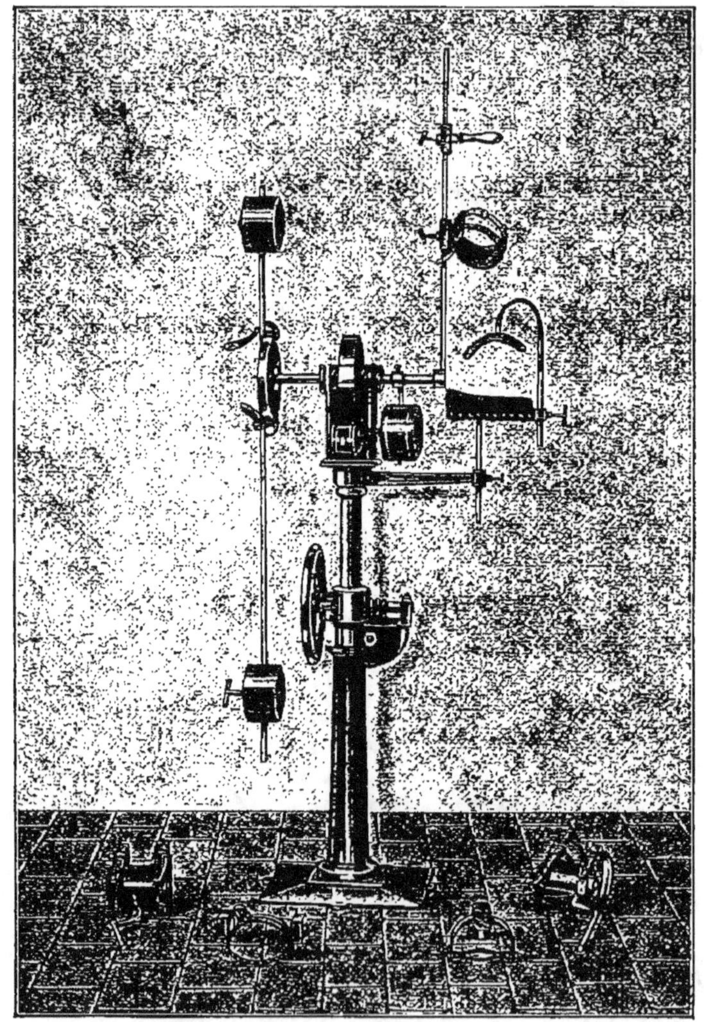

Appareil combiné pour les membres supérieurs

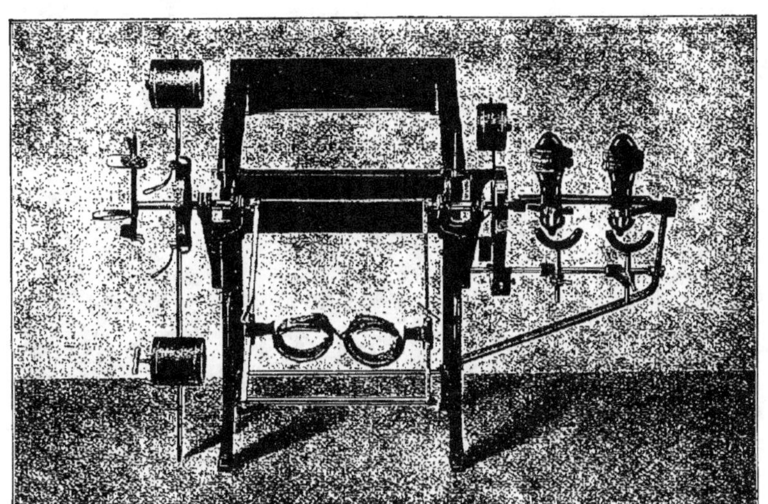

Appareil combiné pour les membres inférieurs

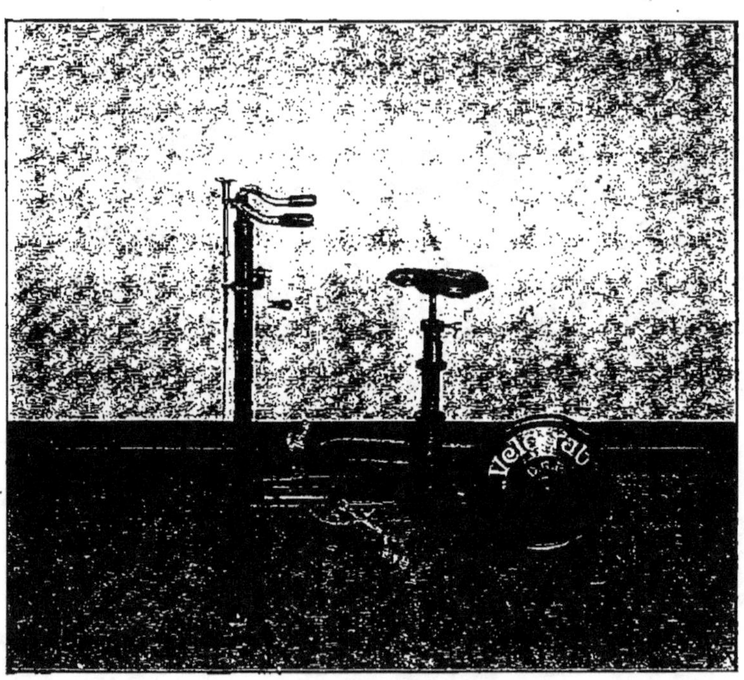

Appareil de cyclisme avec frein

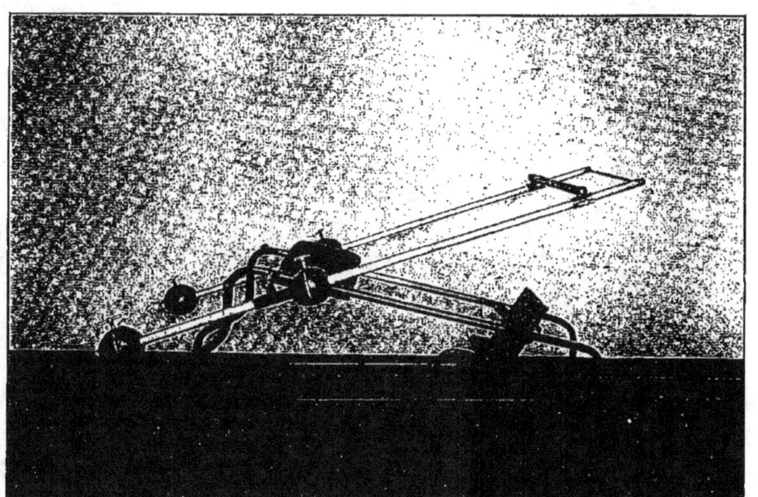

Appareil à ramer, à boules

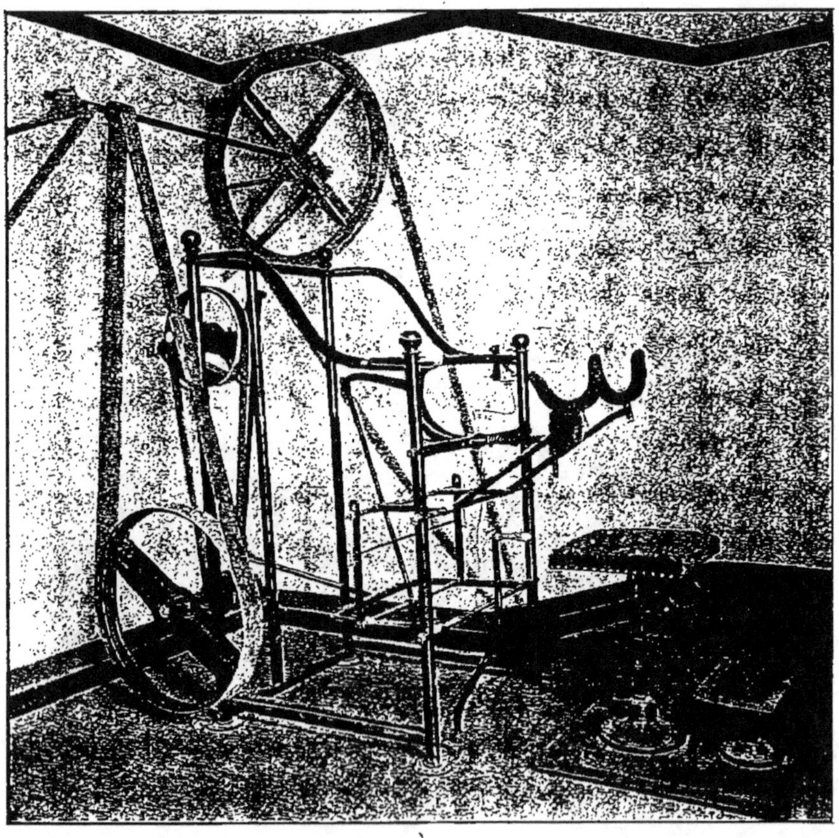

Appareil de respiration pour l'inspiration et l'expiration passives

On a dit avec raison que le **traitement des ankyloses est le triomphe de la mécanothérapie ;** aussi est-il regrettable qu'elle tarde tant à entrer dans la pratique médicale, en France du moins.

Les instituts y sont rares, car beaucoup de praticiens ont encore une certaine méfiance vis-à-vis d'une instrumentation qu'ils consi-dèrent le plus souvent comme une simple curiosité.

Certains prétendent qu'une machine, si perfectionnée soit-elle, ne remplacera jamais la main commandée par un cerveau intelligent.

Les appareils employés sont si ingénieux, réglés avec une précision tellement mathématique que l'opérateur peut graduer l'étendue, la fréquence, l'énergie des mouvements actifs ou passifs qu'ils provoquent avec une exactitude plus grande que s'il les faisait exécuter lui-même.

La localisation des mouvements, leur dosage, sont d'autant mieux assurés que la machine n'est pas, comme l'organisme humain, sujette à la fatigue et que la résistance qu'elle oppose, ou l'impulsion qu'elle donne peuvent être toujours identiques à elles-mêmes et ne varient qu'au gré de la volonté du médecin.

Tous les appareils sont construits de telle façon que, une fois le sujet correctement placé, aucun groupe musculaire, aucun segment de membre autre que celui qui doit être traité n'entre en action, de sorte que le mouvement sera toujours bien exécuté comme direction, comme amplitude et comme énergie.

De plus, ces machines, ayant pour base le théorème du parallé-logramme des forces, sont établies de façon que le levier de la machine ait sa résistance maxima quand le levier osseux du membre agissant se trouve dans l'attitude qui permet le plus grand développement de force et qu'il y ait ensuite une proportion exacte entre la résistance à vaincre et la force que le muscle fournit. Cette disposition a une grande importance au point de vue thérapeutique. Si, en effet, comme il arrive avec les appareils à traction élastique, la résistance augmente à mesure que la force effective du muscle décroît, il faut, pour que celui-ci la surmonte, que le système nerveux central lui fournisse un supplément d'excitation motrice; d'où surcroît de dépense d'énergie nerveuse et augmentation de la fatigue.

La mécanothérapie a des effets locaux et des effets généraux.

Au point de vue général, l'exercice accélère la circulation et la respiration, produit une malaxation de la peau et des glandes sudoripares pendant les mouvements, augmente la chaleur, par suite, active l'élimination de la sueur et, par là même, des sels, de l'urée, des acides gras, en un mot de tous les déchets organiques qu'elle renferme.

Au point de vue local, elle contribue à résorber les tissus graisseux qui tendent à infiltrer les régions immobilisées, elle excite l'activité nutritive dans les tissus des membres traumatisés, elle facilite l'amplitude des mouvements, en polissant les rugosités osseuses et en fortifiant les muscles périarticulaires.

Les excellents résultats de la mécanothérapie dans le traitement des raideurs articulaires et des ankyloses, complications fréquentes des luxations et des fractures, la rendent indispensable dans la plupart des **accidents de travail**.

La mécanothérapie est un moyen excellent de juger la capacité du travail et de déjouer la simulation. Sans que le sujet puisse le voir, il est facile de lui faire surmonter des résistances de plus en plus fortes; en les augmentant à chaque séance on a la preuve de l'amélioration progressive et de l'accroissement de la force des muscles et de l'amplitude articulaire. De plus, l'ouvrier ne peut se refuser valablement à cette méthode, car elle ne saurait jamais être pour le blessé une cause d'effort pénible ou de risque.

Le traitement mécanique ne doit, en effet, jamais fatiguer. L'étendue, la durée des mouvements doivent être scrupuleusement gradués suivant la nature et le moment du traumatisme, la force du blessé et l'entraînement déjà acquis.

Les **Compagnies d'assurances** ont avantage à le conseiller à leurs clients, bien qu'il paraisse à première vue un peu onéreux, car, grâce à lui, la guérison est plus rapide et l'incapacité toujours diminuée et très souvent évitée.

C'est donc à tort qu'on a pu l'accuser d'exagérer la durée des soins et de constituer un traitement trop luxueux.

En terminant, je ferai remarquer que les appareils de mécanothérapie sont munis des contrepoids se déplaçant sur des bras
de leviers gradués pour permettre de varier les résistances dans
des proportions considérables, calculées d'après l'état et la force
de chaque individu ; ceci explique comment ces appareils peuvent
être employés, non seulement dans un but thérapeutique, mais
aussi comme engins sportifs par tous les sujets, du plus faible au
plus robuste.

ANGERS, IMP. G. GRASSIN

IMP. TYP. & LITH.
G. GRASSIN
ANGERS